너희는 나처럼 살지말아라

너희는
나처럼
살지말아라

39세 뇌경색으로 쓰러졌던 나를 기억하며…

이재철 에세이

Contents

Episode1

의사들은
알기 힘든
뇌경색 이야기

뇌경색을 직접 겪어 본 신경과 전문의 선생님이 과연 있을까요? 확신할 수 없습니다.

지금도 고통과 싸우고 있는 환자분들과 그 가족들을 위해 이 글을 바칩니다.

시간이 약입니다. 힘내세요. 모두가 이겨 낼 수 있을 겁니다. 반드시.

제 생각에 의사들은 대부분 뇌경색 환자분의 검사 결과지와 MRI 이미지, 차트 등을 통해 얻은 데이터만으로 환자를 분석하고 연구하고, 상담하고 계신 것 같습니다. 그러면서도 마치 환자와 모든 것을 공유한 것처럼 행동들을 하시죠. 이 글을 통해 의사 선생님들을 비난하려는 것은 절대 아닙니다.

날씨가 흐려지면 통증이 더해지고, 비라도 올 듯이 습한 날에는 몸이 무겁습니다.

낮과 밤의 몸 상태가 다르고, 여름과 겨울에 몸의 상태가 다릅니다.

특정한 환경이나 작은 행동 하나하나가 얼마나 큰 영향을 미치는지 의사분들은 경험해 보셨을까요?

꼭 의사가 아니더라도 경험하지 않았던 이가 진정으로 공감하고 이해한다는 것은 참 어려운 일입니다. 실제로 어디가 아프고, 얼마나 불편한지, 우리 환자나 가족, 보호자들보다 더 잘 아는 사람은 없을 것입니다. 그래서 저는 이 글을 모든 뇌경색 환우를 위해 바칩니다.

"여보, 나 뇌경색이래. 금방 좋아질 거야. 집에 가서 속옷 좀 챙겨 와."

응급실에서 그저 건강을 잘 모르는 39살의 해맑은 제가 이렇게 말했습니다.

평범한 직장인, 그리고 두 살 차이 나는 아내의 남편으로, 네 살배기 어린아이의 아빠로 매일 출근하고 가족을 돌보던 나날이었습니다. 평범하고 안정된 가정이었죠.

특별한 문제도, 큰 고민도 없었던 그야말로 무탈한 삶을 살고 있었습니다.

어느 날 국가건강검진을 받으라는 통지서가 집으로 날아왔습니다.

동네 근처에 꽤 유명하고 큰 병원이 있었고, 광고도 잘 되어 있었기에 아내와 손을 잡고 그곳으로

너희는 나처럼 살지말아라

갔습니다. 동네 맘카페에도 괜찮다는 후기들도 많아 별 의심 없이 예약을 잡았죠.

그날의 사건은 건강검진에서 시작되었습니다.

병원 접수를 하고 어느 정도 대기 후에 첫 번째로 혈압을 측정하는 순간, 처음 눈에 들어온 혈압 수치는 210이었습니다.

간호사는 혈압 측정 기계가 고장 났을지도 모른다며 다시 측정해 보자고 했습니다.

10분 후 다시 재 보았을 때도 208이라는 높은 수치가 나왔습니다.

혈압이 200이 넘는다는 것이 얼마나 심각한지, 그때는 전혀 몰랐습니다.

"제 혈압이 그렇게 높은 건가요?"라고 물었던 기억이 납니다.

간호사는 혈압 측정기를 수동으로 바꿔가며 세

번이나 확인했고, 결국 병원 차트 기록에 남은 수치는 190대 초반이었습니다.

저는 그 당시 혈압약조차 복용하고 있지 않았습니다.

나중에야 알게 된 사실이지만, 혈압 200이 넘는 수치면 응급실에 바로 누워 있어도 이상하지 않을 정도로 심각한 수준이었죠. 건강검진 후 의사와의 상담에서도 아무런 조치를 권하지 않았습니다. 단 한 번이라도 혈압이 높다는 사실을 인지시켜 주고, 주의 깊게 물어봐 주고, 약 한 알이라도 처방했다면, 어쩌면 제게 이런 일이 벌어지지 않았을지도 모릅니다.

추후의 일이지만, 결국 병원 측의 미비했던 대처와 행동들에 대한 책임을 인정받아 1천만 원의 위로금을 받았습니다. 금액의 크기와 상관없이, 저는 병원 측이 환자를 단순한 손님으로 보지 말고, 앞으로 한 사람 한 사람을 정성스럽게 진료 봐 줄 것을 강하게

너희는 나처럼 살지말아라

요청했습니다. 병원 측에서도 뜨끔했을 것이고요.

적어도 앞으로는 혈압이 200이 넘는 환자를 그냥 집으로 돌려보내지 말라고 말이죠.

4년 전, 평범했던 아침

시간은 오전 7시경이었습니다. 건강검진 결과확인은 다음 날 토요일로 잡혀 있었고, 오늘은 평범한 금요일 아침이었습니다. 출근 준비를 하던 중, 화장실 변기에서 일어서려는데 왼쪽 다리에 힘이 들어가지 않는 것이 느껴졌습니다.

"어? 이상하네… 컨디션이 안 좋은가… 몸이 왜 이러지?"

그렇게 혼잣말을 하며 화장실 밖으로 나왔습니다.

"여보, 나 몸이 이상해. 왼쪽 다리에 힘이 안 들어가."

이렇게 아내에게 말하는 순간, 혀가 목 안으로 말려 들어가는 느낌이 들면서 말이 어눌해지기 시작했습니다. 그때까지만 해도 저는 이게 뇌경색의 초기 증상이라는 사실을 전혀 몰랐습니다. 몸이 좋지 않은 것 같아 하루 쉬어야겠다고 생각하고 회사 대표님께 전화를 걸었습니다.

"대표님, 저 이 팀장인데요. 몸이 좀 안 좋은 것 같아서요, 하루 쉬어야 할 것 같아요." 평소에 결근 한 번 없이 성실히 일해 왔던 터라, 대표님도 어딘가 이상함을 느끼셨는지 물으셨습니다.

"아, 그래? 어디가 어떻게 안 좋은데?"

저는 상황을 설명했고, 대표님은 제 말을 듣자마자 전화기 너머로 격앙된 목소리로 소리치셨습니다.

"이 팀장! 너 지금 어디야? 거기 그대로 있어! 와이프 어딨어? 아무 말하지 말고 와이프 바꿔!" 대표님은 아내에게 "지금 바로 응급차 부르고, 준비해서 병원으로 가세요!"라고 말씀하셨다고 합니다.

대표님은 제 증상이 뇌경색 초기 증상임을 이미 알고 계셨던 것입니다.

만약 그날 대표님이 "그래, 쉬어."라고 대답하고 전화를 끊었다면 아마 저는 지금 이 글을 쓰고 있지 못했을 것입니다. 제 생명의 은인, 최 대표님께 이 글을 통해 다시 한번 감사 인사를 드리고 싶습니다. 생명의 은인이십니다. 정말 감사합니다.

응급차는 다행히도 5분 만에 도착했고, 바로

응급실로 향했습니다.

　응급차 사이렌 소리를 처음 들어 보며 저는 차 안에
누워 있었습니다.

　"삐용～ 삐용～" 소리는 참 낯설고 무서웠다는
기억이 여전히 생생합니다.

　　　　　　　　너희는 나처럼 살지말아라

새봄마마 — ···

요즘 눈물로 하루를 보내는게 둘리왕자님의 글에 눈물을 닦아보네요
정말 이번일이 나중에 에피소드가 될지~~
왜 저는 이리 무서울까요 ㅠ

2024.07.09. 10:32 답글쓰기   ♥1

구웃 — ···

진심 담긴 경험 말씀.. 읽기 좋게 줄도 띄워주셔서 꼼꼼히
다 읽었습니다. 좋다는거 먹으려고 해쓰지말고 나쁜걸 끊어라!
극 공감합니다.

2024.07.14. 00:05 답글쓰기   ♥1

골든 타임,
15분의 기록

응급차가 도착하기까지는 5분 정도 걸린 거 같습니다.

구급대원분들이 아파트 단지 입구에 도착했다고 연락을 주셨습니다.

"이른 아침이라 아파트 주민들이 놀라지 않도록, 응급차 사이렌은 꺼 주시면 안 되겠습니까?"라고, 정중히 부탁드렸고, 구급대원분들은 흔쾌히 그 요청을 들어주셨습니다.

아내는 제 어깨를 부축해 아파트 단지 앞까지 저를

데리고 나갔습니다.

응급차에 올라탈 때까지는 나름 걷는 듯했지만, 힘이 점점 빠져 가는 게 느껴졌습니다.

구급차에 올라탄 후, 구급대원분들은 제가 그동안 겪은 증상에 대해 들으며 병원으로 향했습니다. "정신 차리세요, 졸려도 참으셔야 합니다."라고 계속해서 깨워 주시고 말도 걸어 주셨습니다. 그 말들이 없었다면 자칫 정신 줄을 놓았을지도 모릅니다. 그렇게 응급실까지 무사히 도착할 수 있었습니다.

처음 다리 힘이 풀리기 시작한 때부터 응급실에 도착하기까지는 채 15분도 걸리지 않았습니다. 시간이 정말 중요한 상황이었기에 이 빠른 이송이 얼마나 큰 행운이었는지 지금도 감사하고 고맙게 생각하고 있습니다.

응급실에서의 첫 만남

응급실에 도착하자마자, 의사 선생님이 오셔서 간단한 테스트를 진행했습니다.

"팔을 들어 보세요. 주먹을 쥐었다 펴 보세요. 똑바로 걸어 보세요."

평소라면 아무렇지도 않을 이 간단한 동작들이 당시의 제겐 너무나도 힘들었습니다.

오른쪽 팔과 다리는 잘 움직였지만, 왼쪽 팔과 다리는 아무리 애를 써도 꿈쩍도 하지 않았습니다. 걷는 것도 한 발 한 발마다 중심을 잃고 휘청거리기 일쑤였습니다.

발을 일자로 하고 균형 잡고 서 있는 것조차 힘들었으니까요.

말하려 해도 혀가 제대로 움직이지 않아 점점 더

너희는 나처럼 살지말아라

어눌해지고, 나중에는 "어버버버버"하는 소리밖에 내지 못했습니다. 그때 의사 선생님이 말했습니다.

"뇌경색이 의심됩니다. 왼쪽 편마비가 온 것 같습니다. 보호자분은 밖으로 나가서 기다리시고요, 환자분은 침대 위에 올라가서 앉아 계세요."

응급실 문밖에서 기다리던 아내가 불안한 눈빛으로 저를 바라보고 있었습니다.

불안감과 긴장감에 싸인 그 눈빛은 몇 년이 지나도 잊혀지지가 않네요.

그 눈빛을 보고 더 이상 괜찮다고 할 수는 없었지만, 결과가 나왔고, 저는 아내에게 최대한 밝은 목소리로 말했습니다.

"여보, 나 뇌경색이래. 입원해야 한대. 집에 가서 속옷 좀 챙겨 와. 괜찮을 거야."

이때까지만 해도 뇌경색이 뭔지도 모르고, 링거 맞고 며칠 쉬면 괜찮은 병인 줄 알았던 저와 제 아내였으니깐요.

아내는 그저 눈물이 가득 고인 눈으로 고개를 끄덕이며 "알았어, 빨리 챙겨 올게."라는 짧은 대답을 남기고 병원을 나갔습니다. 저는 침대에 누운 채 천장을 바라보며 아무 말도 할 수 없었습니다. 그렇게 시작된 병원 생활은 처음으로 내 몸과 마음이 완전히 나를 배신한 듯한 느낌을 주었습니다.

눈을 뜨니 중환자실

며칠이나 지났을까요. 눈을 떠 보니 집중치료실, 즉 중환자실에 있었습니다.

양쪽 팔과 다리에는 의료 장비들이 주렁주렁 달려 있었고, 링거도 여기저기 연결되어 있었습니다. 사람 몸에 이렇게 많은 링거를 달고 있을 수 있다는 사실도 처음 알았습니다.

당시 제 의식은 희미했고, 모든 것이 현실이 아닌 꿈인 것처럼 느껴졌습니다.

그저 눈을 껌뻑거리며 천장을 바라볼 뿐이었죠.

그 순간, 모든 것이 무너지는 느낌이었습니다. 그러면서도 한편으로는 왜 이렇게 갑작스러운 일이 생겼는지에 대한 혼란스러움과 믿기지 않는 감정이 교차했습니다.

눈만 꿈뻑꿈뻑 하고 있으니, 간병인이 저에게 다가오셨습니다.

따로 요청한 간병인은 아니었고, 중환자실을 지키는

헬퍼분이셨습니다.

지금 생각해 보면 참 좋은 분들을 만났던 것 같습니다.

그분들 덕분에 저는 중환자실에서 큰 불편 없이 잘 지낼 수 있었습니다.

제 상황이 궁금했던 저는 어눌한 발음으로 "어버버버버" 하며 질문했습니다.

"여기는 어디예요?" "며칠이나 지난 건가요?"

그분은 제 질문을 알아듣고 환히 웃으며 대답해 주셨습니다.

"여기는 중환자실이에요. 며칠 정도 지났어요. 불편하시겠지만 조금만 더 참아 보세요."

그때 비로소 모든 것이 조금씩 현실로 다가왔습니다. 저는 제가 중환자실에 누워 있다는 사실을, 그리고 며칠이 지났다는 사실을 받아들이기 시작했습니다.

지금도 그날을 잊지 않기 위해 달력에 '부활절'이라고 표시해 두었습니다.

이런 말이 있잖아요. 잘되면 내 탓. 잘못되면 조상님 탓.

처음에는 그렇게 생각하고 내 탓이라고 생각은 안 하고 이것저것 원망하고, 현실 부정하면서 하루하루를 지냈으니까요. 돌이켜 보면 왜 그랬나 싶습니다.

달리 생각해 보면 그동안 조상님들한테 잘하고, 착하게 열심히 살아서 이렇게 복귀도 하고 제2의 삶을 행복하게 잘 살고 있을 텐데 말이죠.

매년 7월 10일이 되면, 저는 제가 다시 살아난 날이라고 생각하며 감사의 마음을 새깁니다. 벌써 다섯 번째 부활절이 다가오고 있습니다.

조금씩 적응해 간 중환자실

그날부터 병상 생활이 시작되었습니다.

천장만 멍하니 바라보며 한 시간쯤 누워 있으니, 소변이 마려워졌습니다. 어눌한 발음으로 간신히 "어버버버버" 하며 소변이 마렵다고 했더니, 헬퍼분이 다 알아들으시고 소변 통을 들고 와 주셨습니다. 그 순간 참 부끄럽고 창피했지만, 한편으로는 이 상황에서 제가 할 수 있는 것이라곤 도움을 받는 것뿐이라는 생각에 마음이 무거웠습니다. 그래도 그 헬퍼분의 따뜻한 손길 덕분에 조금이나마 안정을 찾을 수 있었습니다.

한 일주일 정도 그분들의 도움을 받으며 소변을 보고, 머리도 감고, 대변도 해결했습니다. 그 모든 것들이 너무나도 부끄러웠지만, 그분들의 따뜻한 배려와 관심 덕분에 인간적인 존엄을 잃지 않을 수 있었습니다. 지금도 그분들의 성함이라도 알 수 있다면 꼭 감사 인사를 전하고 싶습니다. 이 글을 빌려 다시 한번 진심으로 감사의 마음을 전합니다.

정말 고맙습니다. 감사합니다. 그 외에도 3교대로 케어해 주셨던 간호사님들, 그리고 몇몇 헬퍼 이모님들께도 깊은 감사의 마음을 전합니다. 여러분 덕분에 저는 이렇게 다시 살아갈 힘을 얻었습니다. 평생 은혜 갚으며 봉사하며 살겠습니다.

환우와의 만남

얼마나 지났을까? 정신을 다잡고 침대에 누워 옆을 보았더니, 나보다 조금 더 젊어 보이는 환자가 한 명

누워 있었습니다. 당시 그 친구는 37살이었던 걸로
기억합니다.

눈이 마주쳤고, 둘 다 씨익 웃으며 "휴, 살았다"라는
듯한 느낌을 공유했던 거 같습니다.

"안녕? 너는 무슨 일로 여기 누워 있니?"

"형은 왜 여기에 있는 거야?" 말도 못 하는 둘이,
눈빛으로.

간단한 눈인사로 시작된 대화는 이후 한 달여간
중환자실에서 서로 의지하며 지내게 되었습니다.
우리는 서로의 상황을 나누며, 서로에게 위로가 되어
주었습니다.

같은 처지에 있는 누군가가 있다는 것은 정말
큰 위안이 되었죠. 혼자가 아니라는 생각, 그리고
서로의 고통을 이해해 줄 수 있는 사람이 곁에 있다는

너희는 나처럼 살지말아라

것만으로도 하루하루 버티는 데 큰 힘이 되었습니다. 그 친구와는 서로의 상황을 털어놓고, 서로 격려하며 "우리 꼭 나아지자"라는 다짐을 나누었습니다. 중환자실이라는 낯설고 두려운 공간에서, 우리는 희망이라는 작은 빛을 발견할 수 있었습니다. 비록 나아가는 속도는 다를지 몰라도, 우리는 서로를 응원하며 최선을 다해 하루하루를 버텨 냈습니다.

도시락영아 —

글쓴님 유쾌하게 쓰셨지만 수십년같은 4년을 보내셨을게 눈에
선하네요~ 가족분들도 모두 애쓰셨고. 앞날에는 건강과 사랑만
있길 응원하고 너무너무 바랍니다^^

2024.07.09. 11:05 답글쓰기 ♡

경오 —

읽으면서 미소가 번지는~
감사한 글이군요
건강하시고 점점더 좋아지시길 바래요☆

2024.07.09. 10:16 답글쓰기 ♥1

너희는 나처럼 살지말아라

동지애(愛)

중환자실에서 만난 그 친구는 사업을 시작하려던 참이었다고 들었습니다. 스트레스를 많이 받으며 준비하고 있던 어느 날 회식 자리에서 머리가 핑 돌며 쓰러져 응급차에 실려 왔다고 합니다. 겉보기에는 건강해 보였고 운동도 열심히 했던 사람입니다. 사회인 야구팀에서 꾸준히 활동하던 친구였기에 자신의 건강에 대해서만큼은 누구보다 자신감이 있었더랬죠. 하지만 아무리 몸이 튼튼하고 운동을 습관화한다 해도, 뇌가 아프면 속수무책이더군요. 스트레스에 시달리며 몇 달간 제대로 잠도 자지

너희는 나처럼 살지말아라

못했던 것이 원인이었던 것 같습니다. 결국, 몸의 건강함도 마음과 뇌의 부담을 이기지는 못했던 것입니다.

이야기를 듣다 보니 자연스럽게 제 경험도 떠오릅니다.

지금 와서 돌아보니, 저 역시 전조증상이 많았던 거 같습니다. 하지만 아무것도 알아채지 못한 채 무시해 버렸죠. 그렇게 저는 전조증상들을 무심하게 지나쳤고, 그것이 결국 저를 큰 위기로 몰아넣고 말았습니다.

거의 1년 동안, 두통이 잦아 진통제를 달고 살았던 거 같습니다.

머리가 지끈거리고 아플 때마다 그냥 컨디션이

안 좋다거나 몸살이 왔나 보다 하며 대수롭지 않게 여겼던 것이 문제였습니다. 그래서 일 년 내내, 두통이 생기면 무조건 진통제를 찾아 먹었던 거 같습니다. 진통제가 없으면 불안해져서 사무실에 2통씩 사다 놓고 먹을 정도로 의존했었죠.

약의 효과는 정말 빠르고 강했습니다. 고통스러운 두통도 5분이면 사라지곤 했으니까요.

그 순간만큼은 마치 모든 게 정상으로 돌아온 것처럼 느껴졌죠.

"효과 빠르고 잘 듣는 두통약! 타이레놀!"

그렇게 제 인생의 구원자처럼 자리 잡았습니다. 하지만 이제 와서 생각해 보니, 그때의 저는 이렇게 말하고 싶습니다. "약은 드시되, 꼭 병원에 가 보세요!"라고 말이죠.

두통이 사라졌다고 해서 문제가 해결된 것은 절대

너희는 나처럼 살지말아라

아니었습니다.

두통과 어지럼증은 우리에게 매우 익숙합니다. 하루이틀 정도만 참으면 자연스럽게 증상이 사라지다 보니, 무심코 넘기는 경우가 많습니다.

지금 이 글을 읽고 계신 분들 중에도, 두통이 약을 먹고 나았다고 안심하는 분들이 많이 계실 겁니다. 하지만 정말, 절대로 절대로 안심해서는 안 됩니다. 머리가 아프다는 것은 단순히 컨디션이 나쁜 것이 아니라, 뇌가 위험 신호를 보내고 있다는 증거일 수 있습니다.

두통이 자주 반복되거나 장기적으로 이어진다면, 꼭 병원에 가서 검사받아 보시기를 강력히 권해 드립니다.

한동안 눈이 흐릿하게 보이기 시작했던 때가

있었습니다. 복시 현상이 나타나거나 너무 밝은 빛이 지나치게 쨍하게 느껴지곤 했죠. 처음엔 그저 모니터를 많이 보아서 그런가 보다 했습니다. 그래서 안약을 사용하며 반년 정도를 그냥 지나쳤습니다. 그런데 생각해 보면 그때가 분명 뇌가 보내던 경고 신호였던 것 같습니다.

어느 대학 연구에 따르면, 30대 이상의 성인 5명 중 4명은 경미하게나마 소뇌경색이 지나쳐 간다고 합니다. 가끔이라도 두통이 있으신 분들은, 부디 이 사실을 마음속에 새기고 꼭 병원에 가서서 뇌 검사나 혈액 검사라도 받아 보시고 관리하시면 좋을 거 같습니다. 주변 분들에게도 널리 알리시고 도움 되셨으면 좋겠습니다. 머리가 아파서 두통이 있는 거는 뇌가 아프다는 신호이자 초기 증상이라고 생각합니다.

　또 저는 아침마다 종이컵에 커피믹스 한 잔을 들고 핸드폰으로 뉴스를 보는 것이 일과였습니다. 어느 날부터인가 조용한 곳에 가면 이상한 백색소음이 들리기 시작했습니다. 이명처럼 잉~ 하는 소리가 귀에 맴돌았습니다. 처음엔 아파트 근처 공사장에서 나는 소리라고 생각했습니다. 그 소음이 너무나 자연스럽게 들렸기에 저는 아무 의심 없이 공사장 때문이라고 여기며 몇 달을 지냈습니다. 그러다가 도저히 이상하다고 느껴져 이비인후과에 갔고 청력검사도 받았습니다. 그러나 의사는 청력에 문제가 없다고 했습니다. 주파수도 정상이고 청력도 좋다고 말했습니다. 그래서 저는 '그러면 그렇지, 공사장 소음이겠지'라고 생각하며 병원을 나왔습니다. 그때

의사가 조금만 더 깊이 생각하고 저에게 뇌 검사를 권유했다면 상황이 달라졌을까요? 누구를 탓할 수도 없지만, 그때의 저는 너무나도 무지했고, 그런 저 자신이 지금도 원망스럽습니다.

그러던 어느 날, 회사에서 근무 중에 갑자기 코피가 쏟아졌습니다. 반나절 동안 코피가 멈추지 않았습니다. 그래서 대충 휴지를 틀어막은 채로 이비인후과에 갔습니다. 청력 검사하러 왔던 같은 이비인후과 병원이었고, 의사도 같았습니다. 병원은 겉만 번지르르하게 잘 꾸며져 있었고, 저는 그 외양에 끌려 그곳을 계속 찾아갔던 것이죠.

코피가 난다고 하니 의사는 간단히 치료해 주었고, 저는 계산을 마치고 주차장으로 향했습니다. 차를 타자마자 또다시 코피가 줄줄 흘렀습니다. 다시 병원으로 돌아가니 의사는 코안을 지져서 지혈을 시켜 버렸습니다. 돌이켜 보면 그 코피 또한 뇌경색의 전조증상이었을 것입니다. 이미 제 혈압은 200을 넘었고, 혈관 곳곳에서 문제가 일어나고 있었던 것입니다.

그러나 당시 저는 혈압이 뭔지도 몰랐습니다. 뇌혈관이 막히면 혈압이 올라간다는 기본적인 원리조차 몰랐던 것입니다. 너무나 무지했고, 스스로 건강을 지킬 준비가 되어 있지 않았던 그때의 제가 너무도 후회스럽고 안타깝습니다. 그리고 이렇게 무지했던 저는 결국 너무나도 큰 대가를 치르게 되었습니다.

다시 중환자실 이야기로 돌아오자면, 그 친구와

저는 중환자실 메이트로 잘 지냈습니다. 함께 회복하기 위해 서로를 응원하고 격려했습니다.

"동생! 형이야! 잘 지내고 있지? 건강 잘 회복해서 꼭 건승하길 바란다!"

서로가 조금씩 나아지는 모습을 지켜보면서 힘들지만, 함께 버티는 힘을 얻을 수 있었습니다. 시간이 지나고 일반 병실로 올라가라는 말이 들렸습니다. '아싸, 이제 1인실로 갈까? 아니면 4인실이 좋으려나?' 생각했지만, 현실은 6인실이었습니다. 코로나 시국이라 대부분이 코로나 병상으로 지정되면서 일반 병상이 매우 부족했던 상황이었기 때문입니다.

6인실로 들어갔고, 대부분 어르신들이 계셨습니다. 한 층에 남자 병실과 여자 병실이 나뉘어 있었고, 저는 결국 끝까지 몇 달을 6인실에 머물다가 퇴원하게 되었습니다. 돌이켜 보면 그 시간도 나름 재미있게 지냈던 것 같습니다.

처음에는 6인실 입구 쪽 침대였습니다. 방 안에는 환우들과 보호자들이 함께 있었기에 대략 12명 정도의 사람들이 있었던 거 같습니다. 화장실을 가거나 산책을 다녀오는 모든 사람의 동선이 끝이 없이 제 눈앞을 지나갔습니다. "통행료라도 받아야 하나?" 싶어질 정도였죠. 입구 쪽 자리라 새벽마다 화장실에 가는 사람들로 인해 잠을 설친 날이 많았습니다. 바깥 햇빛도 잘 들어오지 않아서, 한참을 복도 천장의 형광등만 멍하니 바라보며 지내야 했습니다.

다른 환우들이 한 분씩 퇴원할 때마다 한 칸씩 안쪽으로 자리를 옮길 수 있었습니다. 결국 창가

쪽으로 자리를 잡기까지는 3개월 정도 걸렸던 거 같습니다. 3개월 동안 제 침대는 조금씩 안쪽으로 '업그레이드' 되었습니다. "왕고가 되면 창가 자리를 차지할 수 있다"라는 어르신의 농담처럼, 저는 병실의 왕고가 되어 마침내 창가 자리까지 가게 되었고 좋아했던 기억이 나네요. 퇴원할 생각은 안 하고 말이죠.

새로운 병실 룸메이트들과 인사를 나누고, 내 자리 사물함을 정리한 뒤 휠체어를 타고 병원 밖으로 나가 산책했습니다. 몇 달 만에 맡아 보는 바깥 공기의 냄새는 정말 잊을 수 없었습니다. 바람이 불어오는 그 순간, 날씨도 어찌나 좋았는지 마치 살아 있음을 다시 한번 느끼게 해 주는 듯했습니다.

삶은 언제나 당연하게 여기는 순간들로 가득 차

있지만, 그런 순간들이 얼마나 소중한지 아프고

나서야 비로소 알게 되었습니다.

도시락영아 —

글쓴님 유쾌하게 쓰셨지만 수십년같은 4년을 보내셨을게 눈에 선하네요~ 가족분들도 모두 애쓰셨고, 앞날에는 건강과 사랑만 있길 응원하고 너무너무 바랍니다^^

2024.07.09. 11:05 답글쓰기 ♡

경오 —

읽으면서 미소가 번지는~
감사한 글이군요
건강하시고 점점더 좋아지시길 바래요☆

2024.07.09. 10:16 답글쓰기 ♥1

너희는 나처럼 살지말아라

고마움과 미안함
그리고 후회가
공존하던 그때

일반 병실로 옮겨 온 후 첫 이틀은 주로 정리하고 쉬며 보냈습니다.

중환자실에서 막 올라온 후라 몸은 여전히 움직이지 않았고, 말도 잘 나오지 않았으며, 할 수 있는 것도 거의 없었습니다. 모든 것을 와이프가 다 해 주었죠. 사랑하는 아내에게 정말 미안하고, 고마운 마음이 큽니다. 침대에만 누워 있는 제 몸을 움직여 가며 먹여 주고, 씻겨 주고, 소변도 받아 주며, 대변을 볼 때도 화장실에 함께 들어가 밑까지 닦아 주었습니다.

병원에서 침대 시트나 환자복이라도 나오는 날이면

너희는 나처럼 살지말아라

앞에서 기다리고 있다가 첫 번째로 받아 와서 시트 깔아 주고 옷 입혀 주고, 알고 봤더니 넉넉한 크기의 환자복은 금방 없어져서 그랬다고 하더라고요.

아내의 나이는 그때 고작 서른여덟이었죠. 정말 미안하고 고마운 마음뿐입니다.

이후 아내에게 농담처럼 '찬스권' 하나를 줬습니다. 한 달 동안 매일 씻겨 주고 먹여 주고, 온갖 불편한 일을 도와줬으니 자기도 무언가 부탁할 수 있는 기회를 가지라고요. 나름 그녀도 그 상황을 받아들이며 웃더라고요. 그리고 그 웃음은 제게 얼마나 큰 위로였는지 모릅니다. 정말 감사하고 사랑합니다, 여보.

한 달 동안 저는 하루하루를 눈물로 지새웠던 거

같습니다. 밥을 먹을 때 와이프 얼굴을 보고 있으면 눈물이 나고, 운동하면서 울고, 잠들기 전에도 울었습니다. 종일 감정이 고조될 때마다 눈물이 쏟아졌습니다. 누구를 원망하고 잘못을 탓해서가 아니라, 그저 저 자신이 너무나 무기력하고 슬펐습니다. 지금의 제 모습이 어이없고, 스스로 당황스러웠습니다. 이런 일이 왜 나에게 일어났을까, 왜 하필 나야? 왜 내가 이런 고통을 겪어야 할까? 하는 생각들이 끊임없이 머릿속을 맴돌았습니다. 앞으로의 미래가 너무나도 막막하고 두려웠습니다. 제 가족들, 사랑하는 아내와 아이에게 너무나도 미안한 마음에 가슴이 먹먹했습니다.

환자들이 바꾼 병원, 그리고 작은 영웅 이야기

한 가지 일화를 이야기해 드리자면, 제가 병원에 입원해 있는 동안 작은 '컴플레인'을 걸었던 적이 있습니다. 하루는 병동 복도에 있는 공동 화장실을 사용하면서 생각했습니다.

"요즘 세상이 어떤 세상인데 여긴 비데도 하나 없지?" 그러면서 관리자분들께 건의했죠. "고속도로 휴게소만 가도 비데가 있는 세상인데 병원에 비데가 없으면 되겠습니까?"라고요. 물론 그때 제 컴플레인은 약간의 진상스러움이 있었지만, 아픈 몸으로 하루하루 병원에서 생활하다 보니 그런 작은 것들이 큰 차이를 만든다는 생각이 들었습니다.

일주일쯤 지나자, 각 층의 공동 화장실의 장애인

칸마다 비데가 설치되었습니다.

또한 각 층의 샤워실에 20년은 족히 되어 보이는 낡은 샤워기도 교체되었습니다.

그래서 당시 저는 뇌질환 병동에서 '작은 영웅'으로 불렸습니다. 환자들과 보호자들이 수군거리는 소리가 들렸습니다. "저 사람이 말해서 비데가 달렸대." "저 사람이 말해서 샤워기가 바뀌었대." 저에게 직접 와서 고맙다고 말해 주는 간호사도 있었습니다.

다들 알고는 있었지만 나서지는 못하는 이슈였다고 말이죠.

이후에는 장애인 화장실에 비데를 사용하려고 줄을 서는 사람들까지 생겼습니다. 비데를 쓰기 위해 다른 층까지 내려가는 분도 있을 정도였습니다. 그때는 참 신기하고 웃음이 나왔습니다. 진작 말할걸.

물론 병원 관리자분들에게는 진상처럼 보였을 수도 있지만, 그들이 결국 변화해 준 덕에 많은 환자들이 더 나은 환경에서 치료받을 수 있게 되었습니다.

그 후 병원 시설 관리부 팀장님과도 몇 번 마주쳤는데, "좋은 의견 주셔서 감사하다"라고 말하며 웃어 주셨습니다. 사실 병원으로서도 바꾸어야 할 것들이었고, 누군가가 총대를 메고 이야기할 기회가 없었던 것뿐이었겠죠. 그래서 제가 그 역할을 한 것이라고 생각합니다.

그런데 갑자기 제가 누군지 뭐 하는 사람이었는지, 궁금해하실 분들도 계실지 모르겠네요. 저는 현재 인테리어 회사의 팀장으로 일하고 있습니다. 이쪽 일을 한 지 벌써 20년 가까이 되어 가네요. 이 이야기는 나중에 더 자세히 말씀드리겠습니다. 아, 또

산으로 가고 있네요. 다시 본론으로 돌아오겠습니다.

재활의 시작

재활치료를 시작하기 전, 쓰러진 후의 제 몸 상태를 제대로 점검해야 했습니다.

근력, 지구력, 평형 감각, 소근육 발달 등을 꼼꼼히 검사했고, 제 심리 상태와 정신 건강, 인지 능력, 기억력 등도 확인했습니다.

또한 저는 언어 장애와 연하 장애도 있었기에 첫날에는 신문 한 페이지를 읽는 것을 녹음하시더라고요. 그리고 퇴원하기 전에도 같은 페이지를 읽으며 비교해 주셨습니다.

그 녹음된 제 목소리가 스피커에서 흘러나오는

순간, 저는 눈물을 참기 어려웠습니다. 몇 달 동안 노력한 결과가 마치 이 목소리에 담겨 나오는 것 같았습니다. 너무나 감격스러운 순간이었습니다.

재활치료 과정에서 하루 일과를 마치고 저녁을 먹은 후에는 병원 앞 공터에 나가 소리 내어 발음을 연습했습니다. "가가가가가, 나나나나나, 다다다다다, 라라라라라, 마마마마마" 같은 단순한 발음을 반복했습니다. 병실에서는 다른 환자들에게 방해가 될까 봐 일부러 밖으로 나갔습니다. 비가 오는 날이면 병원 로비 구석에서 조용히 연습했습니다. 몸이 피곤하고 잠이 쏟아져도 하루 한 시간은 꼭 연습했습니다. 이렇게 6개월을 매일 이어 갔습니다.

아내도 정말 많은 도움을 주었습니다. 발음이 잘

안되고 새어 나오는 부분을 짚어 주고, 어디서 소리가 새는지 피드백을 해 주며 제 옆에서 응원해 주었죠. 그리고 어느 정도 지나서부터는 발음 연습의 한 시간이 아내에게도 소중한 휴식 시간이 되었습니다.

지하에 있는 소금빵 맛집 카페에서 커피를 한 잔 마시고 오는, 작은 휴식의 시간이었죠.

제가 쓰러졌을 때, 제 몸의 상태는 100% 중 겨우 10-20%였다면, 퇴원할 때쯤에는 60-70% 정도로 회복되었던 거 같습니다. 발음의 부분에서 특히 더 그랬죠. 그리고 4년이 지난 지금은 약 80% 이상까지 회복된 것 같습니다. 때로는 컨디션이 안 좋거나 말을 많이 해서 혀가 말려 들어가는 느낌이 들 때도 있지만, 병원에서 배운 방법을 사용하여 턱 밑의 부분을 마사지를 해 주면 다시금 좋아집니다.

너희는 나처럼 살지말아라

재활치료 선생님과의 인연

재활치료에서 가장 중요한 것은 좋은 재활 선생님을 만나는 것이었습니다.

저는 운이 좋게도 정말 훌륭한 재활 선생님을 만났습니다. 당시 인턴 형식으로 일하고 계시던 젊고 잘생긴 선생님이었죠. 아침마다 본인의 운동도 꾸준히 하고 오시고, 틈틈이 대학원 졸업 논문도 쓰시며, 영어 공부까지 하시는 정말 열심히 사는 분이었습니다.

그리고 무엇보다도 마음을 다해 환자를 대하셨습니다. 지금도 병원에 진료가 있으면 커피를 사 들고 가서 인사도 하고 안부도 묻습니다. 형, 동생처럼 잘 지내고 있죠. 올해 겨울에 장가도 간다고 하시더라고요. 축의금을 들고 꼭 찾아뵐 예정입니다. 청첩장 꼭 보내 주세요,

선생님! 다시 한번 너무 축하드리고, 고맙고, 진심으로 감사드립니다. 제 평생의 은인.

지금은 정직원이 되어 많은 환자들을 돌보고 계신다고 들었습니다. 역시나 대단한 분이십니다.

산격동 맘 —

가족 단톡방에. 지인 단톡방에 공유해도 되겠죠? 허락구하기전에
공유해놓고 글 남깁니다. 그동안 감사했어요. 더욱 건강해지시길~

2024.07.12. 13:18 답글쓰기 ♥1

앙코없는 풀빵 —

희망가득한 글 잘 읽었습니다.

2024.07.12. 15:22 답글쓰기 ♥1

꾸안아 —

맞아요. 건강을 잃어보면 일상의 소중함을 알게 되더라구요.
좋은 거 먹기보다 안 좋은거 멀리하기 명심하겠습니다.

2024.07.16. 08:48 답글쓰기 ♡

그리고 다시,
걷게 되기까지

중환자실에서 일반 병실로 옮겨 온 지 한 달 정도 동안은 거의 아무런 운동도 할 수 없었습니다. 그냥 숨만 쉬는 것이 제가 할 수 있는 전부였습니다. 왼쪽 팔다리는 전혀 움직이지 않았고, 그 상태가 너무도 무서웠습니다. 저는 완전히 갇혀 있는 듯한 느낌이었고, 무력감이 온몸을 휘감았습니다. 그 무력감 속에서 매일의 시간이 얼마나 길게 느껴졌는지 모릅니다.

재활 선생님은 저를 위해 매일 마사지부터 시작해

지압을 해 주셨습니다. 온몸의 긴장을 풀어 주셨고, 굳어 있는 근육을 조금씩 움직일 수 있도록 도와주셨습니다. 걷는 연습도 틈틈이 진행했으며, 스트레칭을 통해 조금씩이라도 몸을 이완시키려 애썼습니다.

선생님과 지내면서 웃는 일이 많아졌습니다. 웃음은 그야말로 가장 좋은 약이었습니다. 웃으면서 치료받다 보면 아프던 것도 잠시 잊게 되고, 앞으로 나아갈 힘이 생겼습니다.

왼쪽 편마비로 인해 제 몸은 한쪽으로 많이 틀어져 있었습니다. 재활 선생님은 그런 틀어진 몸을 바로 잡아 주셨고, 몸의 균형을 맞추기 위해 정말 세심하게 신경 써 주셨습니다.

한 번도 대충 넘어가는 법 없이 제 몸을 가족처럼

꼼꼼하게 살펴 주셨습니다.

그 모습은 정말 제게 큰 감동을 주었습니다. 저역시 간절히 걷고 싶었고, 다시 일어설 수 있기를 바랐습니다. 제 진심 어린 열망이 선생님께도 전해졌던 것 같습니다. 그래서인지 선생님은 더욱 진심으로 저를 도와주셨고, 저와 함께 희망을 만들어 가고 있었습니다.

하루에 한 시간씩 수개월 동안 재활 훈련을 함께했습니다. 그러나 저 혼자만의 노력도 게을리하지 않았습니다. 저는 하루 두 번씩 운동했습니다.

오전에는 재활 선생님과 함께 운동하고, 오후에는 혼자 자전거 운동을 하거나 다리 근력 운동 같은 기계 운동을 했습니다. 한두 달이 지나자, 몸 상태가 조금씩 돌아오면서 걷기 운동을 시작할 수 있게 되었습니다.

너희는 나처럼 살지말아라

그리고 이어서 계단을 오르는 연습을 했고, 나중에는 계단을 내려오는 것도 할 수 있게 되었습니다. 점프도 해 보고, 심지어 뛰기 연습도 시작했죠. 그 모든 것이 가능해지기까지는 수개월이 걸렸습니다.

다시 걸을 수 있게 되자 얼마나 행복했는지 모릅니다. 그냥 일어설 수 있다는 사실조차 너무 감사했습니다. 다시 걸을 수 있고, 뛸 수 있다는 것이 이렇게나 기쁜 일이었구나 싶었습니다. 중환자실에서 인공호흡기를 대고 누워 있었을 때, 숨을 쉴 수 있다는 사실만으로도 세상이 이렇게 아름다울 수 있다는 것을 깨달았던 지난날이 있었습니다.

죽을 것 같은 상황에서 생명 자체의 소중함을 알게 된 것입니다. 지금 돌아보면 그 모든 것이 다 하나의 소중한 추억이 된 것 같습니다.

여러 환우분께 힘내시라는 말씀을 꼭 드리고 싶습니다. 지금은 힘들고 막막할지라도 조금씩 나아질 수 있습니다. 그러나 모든 사람의 상태와 회복 속도는 개인마다 다 다릅니다. 그래서 제가 쉽게 '희망'을 말씀드리는 것은 오히려 고통스럽게 느껴질 수도 있습니다. 각자의 몸 상태와 증상이 다르고, 호전되는 속도와 컨디션도 다르기 때문입니다. 하지만 한 가지는 분명히 말씀드릴 수 있습니다. "절대로 포기하지 마세요!" 처음에 의사 선생님들은 저에게도 "걷는 것은 어려울 수 있습니다. 앞으로 평생 지팡이를 짚어야 할지도 모릅니다."라고 말했습니다. 그 말은 저를 절망스럽게 만들었지만, 동시에 제가 더욱 열심히 운동하게 만든 동기가 되기도 했습니다.

지금 와서 생각해 보면, 의사 선생님들이 그렇게

말했던 것은 아마도 최악의 상황을 대비하게 하려는 것이었을 것입니다. "희망 고문"을 하지 않기 위해서였겠죠. 그래도 저는 포기하지 않고 매일 조금씩 나아가려 노력했습니다. 덕분에 지금은 우리 아이와 축구도 하고 야구도 하고 놀아 줄 수 있을 만큼 회복되었습니다. 아직 완벽하지는 않지만, 자전거를 타고 가까운 곳까지 갈 수 있고, 한두 시간 정도는 무리 없이 산책도 하고, 가벼운 등산도 할 수 있게 되었습니다. 물론 날씨나 컨디션에 따라 조금 쩔뚝거리며 걸을 때도 있고, 남들처럼 멋지게 뛰지는 못합니다. 하지만 뒤뚱뒤뚱 걷고 뛰더라도 저는 행복합니다. 지팡이 없이 걸을 수 있다는 사실 자체가 얼마나 큰 축복인지 알기 때문입니다.

하루하루 목표를 세우고 그것을 이루어가는 것이

중요합니다. "손을 쥐었다 폈다 백 번 하기"와 같은 간단한 목표라도 좋습니다. 처음에는 한 번 하는 것도 힘들 것입니다. "나는 안 돼. 틀렸어. 못 하겠어." 이런 생각이 들 때도 있을 것입니다. 하지만 그런 생각을 떨쳐 내고 오늘부터 하나씩 시작해 보세요. 처음엔 어렵겠지만, 어느 순간부터는 백 번을 아주 쉽게 할 수 있는 날이 올 것입니다.

병원 생활이 한 달 정도 지났을 때였습니다. 회사 대표님이 병문안을 오셨죠. 와이프가 저를 휠체어에 태우고 밀고 나가 병원 로비에서 뵈었는데, 그 자리에서 저는 대표님께 크게 혼났습니다.

"젊은 사람이 왜 휠체어를 타고 다니고 있냐고! 어디 부러진 것도 아니면서 휠체어에 앉아 있으면 어떻게 하냐, 휠체어 집어던져 버리고 걷는 연습을 해라! 이 팀장 나이에 쓰러졌어도 다시 뛰는 사람도 있으니깐! 이 팀장도 포기하지 말고 끝까지 해 봐!"

대표님의 그 말씀이 제게는 정말 큰 충격과 함께 강한 동기 부여가 되었습니다. 그날 이후로 저를 채찍질하며 더욱 열심히 운동했던 거 같습니다. 땀을 뻘뻘 흘리며 정말 최선을 다해 운동했습니다. 땀이 나는 만큼 몸도 회복되는 기분이 들었습니다. 그 덕분에 지금은 식사 후에 산책도 하고, 술과 담배도 끊고 조금이라도 더 건강한 삶을 살아가고 있습니다.

하나, 둘 일상으로 돌아가기 위한 준비

손가락 하나 마음대로 움직이지 못하는 왼쪽 손이

되어서 소근육 운동을 하게 되었고, 소근육 운동을 도와준 작업 치료 선생님도 정말 잘 만났던 거 같습니다.

이 치료는 다섯 살 아이가 하는 놀이와 크게 다르지 않았습니다. 바둑알로 알까기를 하고, 젓가락질로 바둑알 집어 보기도 연습하며, 레고를 조립하는 등 어린이 놀이 같은 방식으로 진행되었습니다. 왼손의 근육과 팔 근육을 자극하고 사용하면서 천천히 회복을 도모했습니다. 레고 조립도 많이 했고, '다있어'에서 구매한 저렴한 건물 만들기 시리즈도 모두 만들며 손의 감각을 되찾았습니다. 종이접기도 했습니다. 왼손으로 종이를 접고, 자르고, 붙이면서 많이 나아졌습니다. '다있어'에서 산 수채화 그림 그리기 키트도 사용해서 왼손으로 그림을 그렸습니다. 그렇게 병원에서 시간을 보내며 만든 작품들은 나중에 퇴원할 때 간호사분들과 치료 선생님들께 선물로 드렸습니다. 그분들 덕분에 저도 조금씩 회복할 수 있었으니 제 마음을 표현하고 싶었습니다. 지금 생각해 보면 종이학도 천 마리 접어 볼걸 그랬습니다.

간단하게 말해서, 다섯 살 아이가 하는 소근육 놀이를 전부 다 해 봤다고 생각하시면 됩니다. 왼손에 호두 두 알을 쥐고 굴리기도 하고, 완력기를 사서 약한 것부터 점점 강한 것까지 해 보았습니다. '다있어'에는 정말 저렴하고 유용한 아이템이 많았습니다. 국민 가게 '다있어', 최고였습니다!

그리고 언어 재활에 대해서도 잠시 말씀드려 보겠습니다. 언어 장애는 혀가 꼬여 입안으로 말려 들어가면서 "어버버버버" 하는 소리밖에 나오지 않는 상황이었습니다. 그럴 때는 턱 밑의 목을 잘 마사지해 주면 도움이 된다고 했습니다. 혀끝이 턱 밑에 살짝 잡히는 부분이 나오는데, 그걸 두 손가락으로 잡아당기고 마사지해 주면 어느 정도 펴진다고 하더군요.

저는 지금도 발음이 흐려질 때면 가끔씩 혀 마사지를 해 줍니다. 그러면 신기하게도 발음이 조금이라도 더 명확해지고, 말할 때 혀에 힘이 더 들어가는 것을 느낍니다. 언어 재활 선생님께도 정말 감사의 말씀을 전하고 싶습니다. 지금은 예전보다 말이 훨씬 많아졌습니다. 그리고 말할 수 있는 것 자체가 얼마나 감사한 일인지도 매일 느끼며 살아갑니다. 선생님, 감사했습니다. 어디서든 건승하시기를 진심으로 바랍니다.

말이 많으셨던 분 같은데, 그동안 많이 불편해서 어떻게 했냐고, 이제는 말 많이 해서 좋아지라고 하셨던 선생님 말씀이 문득 생각나네요.

너희는 나처럼 살지말아라

새봄마마 —   ・・・

요즘 눈물로 하루를 보내는게 둘리왕자님의 글에 눈물을 닦아보네요
정말 이번일이 나중에 에피소드가 될지~~
왜 저는 이리 무서울까요 ㅠ

2024.07.09. 10:32 답글쓰기   ♥1

내맘같아선 —   ・・・

노력하신 모습이 눈에 선 합니다
곁에서 같이 힘외 되어주고 응원한 아내분께도 박수를 보내니다
제 아낸도 이제 5개월째. 조금씩 조금씩 나아지는걸 보고
희망을 가져봅니다 좋은 글 잘 읽었습니다

2024.07.09. 09:35 답글쓰기   ♥1

토꼴레 —   ・・・

술 담배 안하고 운동하고 살고 있어요. 가족 모두요.
뇌질환등 없지만요
건강은 건강할때 챙기자 ㅎㅎ
좋은글 감사합니다. 늘 건강하시고 힘내세요♡♡

2024.07.12. 11:08 답글쓰기   ♥1

진심으로 마주한 재활,
마음에서 시작된 회복

제 생각에는 병원 자체도 중요하지만, 그 안에 있는 의사나 재활 선생님들이 어떤 분들인지가 더 중요하다고 생각합니다.

병원이 크고 잘 정비되어 있으면 관리가 잘 되고, 그 안에 좋은 분들이 계실 확률이 높아질 수도 있겠죠. 하지만 그게 절대적인 것은 아닌 것 같습니다. 큰 병원이라고 해서 모든 의사와 치료사가 뛰어난 인성이나 실력을 갖춘 것은 또 아니라고 생각합니다.

오히려 대형 병원에서도 요령을 피우거나 대충 하는 사람들도 있을 수 있습니다.

너희는 나처럼 살지말아라

공장 기계처럼 기계적으로 환자를 손님 다루듯 하는 경우도 있지요.

물론 훌륭하신 분들이 아직은 더 많다고 생각하고 싶습니다.

반면 작은 병원이라도 정말 헌신적이고 실력 있는 의사나 치료사분들이 있는 곳도 많이 있습니다. 그래서 저는 병원을 선택할 때, 단순히 병원의 규모나 명성에 의존하지 말고 그 병원에 있는 사람들을 보고 결정하라고 말씀드리고 싶습니다. 특히 요양 병원이나 재활 병원을 알아볼 때는 환자를 돌보는 이들의 마음가짐이 어떠한지 잘 살펴보는 것이 중요합니다.

물론, 이런 내용을 보고 확인하려면 발품을 팔아야 합니다. 하지만 이는 꼭 필요한 과정이라고 생각합니다. 저 역시 요양 병원으로 전원하기 전에, 동네에 있는 재활 병원들을 많이 찾아다니며 각 병원의 치료 과정을 한 번씩 경험해 보았습니다. 그리고 그중 저와 잘 맞는 치료사분이 있는 병원으로 결정했습니다. 조금이라도 도움이 되길 바라며 이 이야기를 드립니다.

혹시 환우분이 직접 다니기 힘드시다면 보호자분들이 대신 방문해서 병원의 재활치료 과정을 관찰해 보시는 것도 좋은 방법입니다. 병원의 분위기나 치료사의 태도 등을 직접 보고 판단하면 좋은 병원을 찾는 데 큰 도움이 됩니다. 주변에서 "좋다더라", "카더라"라는 소문에 의존하기보다는, 직접 발품을 팔아 확인하는 것이 정말 현명한 선택입니다.

저는 대학병원에서 몇 개월 입원한 뒤 재활과가 있는 요양 병원으로 전원해 더 나은 회복을 이뤄 냈습니다. 당시에는 재활 병원에 입원하고 싶지 않았기 때문에 조금 불편하더라도 아내와 함께 버스를 타고 통원 치료를 다녔습니다. 운동도 할 겸 걸어서 병원에 가고, 치료를 받은 후에는 맛있는 음식을 먹고 다시 걸어오곤 했습니다. 어떤 분들은 택시를 타고 다니시기도 했습니다. 저처럼 걷기 힘든 상태에서 통원 치료를 다니는 건 정말 쉽지 않은 일이었지만, 좋은 치료사분들을 만나기 위해 그런 선택을 했던 것이 지금 생각해도 잘한 일이었다고 느낍니다.

특히 재활치료사분들은 헌신적이고 가족처럼 환자들을 대해 주시는 경우가 많습니다.

몸을 쓰는 일이기 때문에 그만큼 봉사심이 있어야

가능하다는 것을 느꼈습니다.

물론 소수이긴 하지만, 환자를 소홀히 대하거나 무례하게 구는 사람들도 있습니다. 그런 분들은 피해야겠죠. "잘 걸러 내세요!"라는 말처럼요. 한참 다니다 보니 공격적인 말투, 귀찮은 듯한 말투, 게으른 말투. 목소리만 들어도 알겠더라고요. 저의 경험으로 말씀드리자면, 정말 좋은 분들을 만나면 치료 과정 자체가 달라집니다.

제가 한창 아플 때 인터넷 카페에서 뇌경색을 이겨 내신 한 분의 글을 읽었던 적이 있습니다. 그분은 연세가 좀 있으셨지만, 50대 초반에 뇌경색을 겪고도 자전거를 타고 등산을 즐기시며 건강하게 지내고 계셨습니다. 저는 그분을 제 롤 모델로 삼아 마음을 다잡고 더 열심히 운동했습니다. 그분에게 쪽지를 보내 위로받기도 했고, 그분이 쓰신 글을 읽으며 다시금 용기를 얻곤 했습니다. 지금 와서 생각해 보면 사람이 참 간사한 게, 그동안 이렇게 도움이 된 분의 닉네임조차도 이제는 기억이 잘 나지 않는다는 사실입니다. 그런 점에서 스스로 반성하게 되네요.

어쨌든, 그분에게 도움을 받았던 제가 이제는 누군가에게 도움을 드리고 싶은 마음에 이 글을 쓰고 있습니다. 환우분이든 보호자든 제 글을 통해 위로와 용기를 얻으시고, 희망의 빛을 찾으신다면 이 글들이 헛되지 않다고 생각합니다. 그 마음 하나로 지금도 이렇게 글을 써 내려가고 있습니다.

제가 한참 누워 있을 때, 행여나 몸에 맞는 사이즈의 환자복이 빨리 없어질까, 침대 시트가 동이 날까

세탁물이 나오는 요일 시간마다 세탁실 앞에서 기다리고 서 있고, 늘 저를 위해 매일같이 목욕시켜 주고, 환자복을 갈아입혀 주며, 침대 시트를 갈아 주었습니다.

바로 저의 아내였습니다. 아내가 있었기에 그 어려운 병상 생활을 견딜 수 있었습니다.

같이 아파해 주고 위로해 주며 같이 울어 주던 나의 아내. 지금도 제 마음속 깊이 고맙고 감사한 마음을 품고 있습니다. 항상 미안하고 사랑합니다, 여보.

지금, 이 순간에도 누군가 옆에서 환우를 돌보고 계신 보호자들이 있을 겁니다. 환우의 곁을 지키며 지칠 줄 모르고 헌신하는 모습, 저도 알고 있고 여러분들도 알고 계실 겁니다. 환우분들도 그 마음을 다 알고 있을 겁니다. 비록 표현하지 못할지라도 말입니다. 그러니 하루에 한 번씩이라도 말해 보세요.

"사랑해. 나는 괜찮으니, 당신도 너무 걱정하지 마."라고 말이죠.

서로의 마음을 말로 다 표현하지 않더라도, 그 마음을 잘 알고 있지 않을까요? 우리는 가족이니까요.

이 글을 통해 저는 그런 따뜻한 마음이 환우들에게 얼마나 큰 힘이 되는지를 전하고 싶습니다. 사랑하는 사람의 진심 어린 응원과 믿음이 그 어떤 치료약보다도 큰 도움이 될 수 있다는 사실을 꼭 기억해 주셨으면 합니다. 환우들이 빨리 털고 일어날 수 있도록, 그들의 옆에서 응원해 주세요. "괜찮아, 잘할 수 있어. 우리가 함께 있어." 이 한마디가 지친 마음을 위로하고, 다시 일어서게 할 수 있습니다.

환우들이 아프지 않고 평범한 삶으로 돌아가는 그날을 위해, 가족으로서, 보호자로서 함께 힘을 모으는 것만큼 중요한 일은 없습니다. 할 수 있습니다. 함께 걸어온 길, 그리고 앞으로도 함께 걸어갈 길이니, 서로에게 힘이 되어 주셨으면 좋겠습니다. 그렇게 서로를 지지하고, 사랑을 나누는 것이야말로 어떤 치료보다도 큰 힘이 된다는 것을 이 글을 통해 전하고 싶습니다.

결국, 우리가 서로에게 보내는 사랑과 믿음이 가장 강력한 재활치료가 아닐까요?

새봄마마 —   · · ·

맞는말씀입니다 아파보니 하고싶은거 해보고싶던거 해야될까
왜이리많고 그동안 뭐했나 싶네요 이글보며 다시 힘내야겠어요
화이팅~~~

2024.07.12. 10:29   답글쓰기   ♥1

안산마루병원 —   · · ·

좋은 글 잘 읽었습니다~
응원합니다~

2024.07.12. 09:51   답글쓰기   ♥1

오락부장 —   · · ·

맞아요 이병은 걸려본 본인 외에 아무도 모릅니다
딱 2가지 거더군요
오기전에 나, 이후의 나

2024.07.06. 08:03   답글쓰기   ♥1

Episode7

삶의 끝자락에서
다시 일어서는 법을
배우다

저는 국민학교(지금의 초등학교) 2학년부터 6학년까지 계속 반장을 역임했습니다. 5학년 때만 부반장이었고요. 그래서 5년 동안 반장과 부반장을 연임하며 지냈습니다. 6학년 때는 전교 회장도 맡았고, 보이스카우트 단장도 했습니다. 아무튼 그렇게 나름의 책임감으로 학창 시절을 보내왔습니다.

별다른 탈 없이 중학교, 고등학교, 대학교 학창 시절을 보냈고, 미국에서는 건축 인테리어학과 대학원 석사 과정을 마쳤습니다. 몇 년간 미국에서 일하다가

한국에 돌아와 자리 잡고 살아갔습니다. 어느 정도 돈도 모으고 있었고, 늦은 나이에 결혼도 했습니다. 회사에서 인정받는 팀장으로 일하고 있었고, 늦깎이 아빠가 되어 사랑스러운 아이도 낳고, 그렇게 행복하게 잘 살고 있었습니다.

하지만 그렇게 모든 것이 다 잘 풀리는 듯한 순간, 제 삶은 예상치 못한 방향으로 꺾였습니다. 그때의 충격과 혼란은 말로 다 표현할 수 없을 정도였습니다. 지금, 이 글을 통해 여러분께 드리고 싶은 이야기가 있어서 제 과거 이야기를 해 보았습니다.

건강을 잃는다는 것이 얼마나 큰일인지, 중환자실에 누워 있는 그 순간에 절실히 느낄 수 있었습니다. 마치 주마등처럼 제 인생이 스쳐 지나갔습니다. 무서웠고,

두려웠습니다. 그동안 쌓아 온 학벌, 돈, 직위, 가족들, 친구들, 제 삶의 소중한 모든 것이 한순간에 무너져 내리는 것 같았습니다. 아무것도 필요한 것이 없더라고요. 다시 일어날 수 있을까, 이렇게 모든 것이 끝나는 건가 하는 생각이 들었죠.

내가 무엇을 위해 살아왔을까, 그동안 재미있게 살기는 한 걸까, 그저 눈치만 보며 살지 않았는지 되돌아보게 되었습니다. 건강이 무너진 그 순간, 과연 내 삶이 내 마음대로 된 적이 있었던가 하는 생각이 들었고, 그 두려움이 가장 컸습니다. 그래서 지금은 하루하루를 헛되이 보내지 않기 위해 노력하고 있습니다.

나보다 더 힘든 사람들을 위해 조금이지만 매달

너희는 나처럼 살지말아라

기부도 하고 있습니다. 봉사 활동도 하고 싶지만, 아직 몸을 완전히 추스르지 못해서 핑계를 대고 있네요. 하지만 언젠가 꼭 실천할 거라고 스스로 다짐하고 있습니다. 그동안 어르신들이 건강이 가장 중요하다고 하신 말씀이 하나도 틀린 게 없더라고요. 건강이 무너지면 그 무엇도 의미가 없어지니까요.

저는 운이 좋게도 제 건강 상태에 비해 재활도 잘 되었고, 결과도 매우 좋은 케이스였습니다. 처음에는 걷기도 힘들 거라고 했던 의료진이었지만, 지금은 제 회복 과정을 연구하고 추적 관찰 대상자로 뽑아 주기도 했습니다. 병원에서 갤럭시 워치를 지원해 주면서 혈압 체크를 하라고 권해 주었죠. 그렇게 출근하면 항상 제 자리에서 혈압을 체크하며 하루를 시작하게 되었습니다.

오늘도 혈압이 어땠는지, 약간 높아졌는지 확인하면서 하루를 열어 가고 있습니다. 몇 달에 한 번 병원에서 연락이 와서 기기를 잘 사용하고 있느냐고 물어보기도 합니다. "네, 너무 잘 쓰고 있습니다. 정말 감사합니다." 이렇게 대답하면서도 저도 모르게 웃음이 나옵니다. 사실 그 갤럭시 워치는 단순한 기계가 아니라 제 건강의 회복을 돕는 소중한 동반자가 되었으니까요. 광고나 홍보는 아니라는 말씀을 드리고 싶습니다.

제가 드리고 싶은 말씀은, 건강에 좋다고 하는 음식이나 약을 찾아다니면서 먹는 것보다, 우선 해로운 것부터 끊어 보라는 것입니다.

비타민D 약을 사서 먹기보다는 잠깐이라도 시간 내서 햇볕을 쬐러 나가 보세요.

너희는 나처럼 살지말아라

비타민A를 약으로 보충하기보다는 산책을 해 보세요. 몸을 움직이세요.

이런 것들이 말하기는 쉬운데, 실천은 어렵죠. 하지만 해 보셔야 합니다.

예를 들어, 제가 정말 좋아하던 곱창, 대창, 막창 같은 동물 창자를 잔뜩 먹고 나서 오메가3를 먹는다고 해서 무슨 의미가 있을까요? 안 좋은 음식부터 안 먹으면 오메가3도 필요 없어지는 겁니다. 요즘 TV를 보면 혈관 건강을 개선해 주는 약을 팔며 혈압 걱정을 덜어 준다고 하는 광고를 자주 볼 수 있습니다. 그런데 정작 그 약을 추천하는 사람들이 실제로 뇌경색을 경험해 본 적이 있는지, 진정성을 가지고 이야기하는지 의심이 들기도 합니다. 약을 먹어서 모든 것이 해결된다면, 왜 여전히 많은 사람이 뇌

질환으로 고통받고 있을까요?

여기서 중요한 사실은 약을 사서 먹기만 한다고 건강이 유지되는 것은 아니라는 것입니다. 비싼 약을 사서 드시기보다는, 해로운 음식을 멀리해 보세요. 약보다는 잘못된 습관을 개선하는 것이 우선이지 않을까요? 기름기 많은 음식, 밀가루, 짜고 매운 음식들, 자극적인 음식들. 모두 우리 몸에 해로운 음식입니다. 다들 알고는 계시잖아요? 근데도 맛있게 잘들 드시고 계시잖아요? 그렇다고 완전히 먹지 말라는 것은 아닙니다. 두 번 먹을 것을 한 번으로 줄여 보세요. 그러면 몸이 변하는 것을 느끼실 수 있을 겁니다. 피가 깨끗해져야 뇌 질환을 예방할 수 있습니다. 뇌 질환은 단순히 약으로 해결되는 것이 아니니까요.

토마토나 당근 같은 채소, 과일을 통해 건강을 보충하세요. 물론 맛이 없을 수 있습니다. 몸에는 좋지만, 맛이 없는 음식들, 잘 알고는 계시잖아요? 먹기 싫은 것뿐이지.

귀찮고 맛이 없어서 못 먹겠으면 갈아서라도 드셔 보세요. 녹즙이든 과일즙이든.

그런데 한번 생각해 보세요.

"맛있는 음식, 많이 먹고 혈관 막히고 싶으세요?

아니면 안 좋은 음식 멀리하고 건강을 지키고 싶으세요?"

당연히 맛있는 음식 많이 먹고 혈관도 건강하고 하면 참 좋겠지요.

건강이 무너지고 나서 후회하지 마시기를 바랍니다.

정말 한 번이라도 귀 기울여 들었었더라면, 저 또한 이런 글은 안 쓰고 있었을 텐데 말이죠.

선택은 여러분의 몫입니다. 적당히 드시면 됩니다.

그리고 술과 담배는 하지 않는 게 좋습니다. 알면서도 하시는 분들 많죠? 저는 이해합니다. 저도 쓰러지고 나서야 그 심각성을 알았으니까요.

주위에 있는 젊은 친구들에게 술과 담배를 줄이라고 말해 봤자 잘 듣지 않습니다.

"남 걱정하지 말고 너나 잘하세요."라는 말 있잖아요. 이해합니다. 저도 그랬으니까요. 미안하지만. 다음은 누가 쓰러질지 제 눈에는 다 보이네요.

젊은 사람들은 쓰러져 봐야 깨닫는 것 같아요.

저 역시 그랬고, 그래서 이런 글을 쓰고 있는 것 같습니다. 한 명이라도 이 글을 보고 깨닫고 실천할 수 있다면 그걸로 저는 충분합니다. 각오하고 생각을 한 번이라도 한다면 반 이상은 온 것입니다. 행동하는 순간 인생은 달라져 있을 겁니다.

　저보다 나이가 많은 분들, 중년이 되어 가시는
분들은 대부분 술 담배를 하지 않으십니다.
　그 이유는 아마도 몸소 경험했기 때문이라고
생각합니다. 그래서 저 역시 젊은 사람들에게 이렇게
말하고 싶습니다. "너희는 나처럼 살지말아라."
이 글을 통해 한 사람이라도 글을 읽고 느끼고
실천한다면, 제 글이 의미 있는 것이 되고, 제가 글을
쓰고 있는 목적이고 바람이라고 생각합니다.

　한동안 병상에 누워 있었지만, 다시 일어나 걷게
되었고, 뛸 수 있게 되었습니다.
　가족과 함께할 수 있어서 기쁘고, 그저 살아 숨 쉬는
것만으로도 감사한 마음을 느낍니다.

비 온 뒤에 땅이 단단해지듯, 우리 삶에서도 어려움을 겪은 후에는 더 단단해질 수 있다고 믿습니다. 해가 뜨기 전이 가장 어두운 시간이라는 말이 있듯이, 지금 어려운 시간을 보내고 계신 분들이 있다면 용기를 잃지 않으셨으면 좋겠습니다.

하루하루 감사하며 지내다 보면 분명 좋은 날이 찾아올 것입니다.

그 작은 마음의 변화가 여러분의 삶을 더 건강하고 의미 있게 만들어 줄 것입니다.

글 읽어 주서서 감사합니다. 항상 행복하시고 건강하세요.

너희는 나처럼 살지말아라

구웃 —   · · ·

진심 담긴 경험 말씀.. 읽기 좋게 줄도 띄워주셔서 꼼꼼히
다 읽었습니다. 좋다는거 먹으려고 해쓰지말고 나쁜걸 끊어라!
극 공감합니다.

2024.07.14. 00:05   답글쓰기   ♥1

우리가족의평범한삶 —   · · ·

마지막 글이라니 아쉽습니다. 글 재미있게 보았고, 여러생각하며
읽었어요. 저희집 환자에게 보여주고싶은 마음입니다. ㅜㅎ 언제든
다시 돌아와 살아가시는 얘기 남겨주세요^^
앞날을 진심으로 응원합니다!

2024.07.12. 13:22   답글쓰기   ♥1

인맘짱 —   · · ·

시리즈별로 쭉 읽었어요. 저도 쓰러지기전 삶과 쓰러진 후의
삶으로 나뉘어져요. 이대로 죽으면 억울하다는 생각과 함께여.
재발 방지를위해 식단 바꾸고 매일매일 운동해요.
서로 파이팅 해요

2024.10.04. 02:54   답글쓰기   ♥1

너희는 나처럼 살지말아라

ⓒ 이재철, 2025

초판 1쇄 발행 2025년 9월 15일

지은이   이재철
펴낸이   이기봉
편집   좋은땅 편집팀
펴낸곳   도서출판 좋은땅
주소   서울특별시 마포구 양화로12길 26 지월드빌딩 (서교동 395-7)
전화   02)374-8616~7
팩스   02)374-8614
이메일   gworldbook@naver.com
홈페이지 www.g-world.co.kr

ISBN   979-11-388-4694-3 (03510)